RAPPORT

SUR LES

ESSAIS DE VACCINATION

CHOLÉRIQUE

ENTREPRIS EN ESPAGNE, PAR M. LE DOCTEUR FERRAN

PRÉSENTÉ AU

MINISTRE DU COMMERCE

PAR

MM. P. BROUARDEL, CHARRIN ET ALBARRAN

PARIS

G. MASSON, ÉDITEUR

LIBRAIRE DE L'ACADÉMIE DE MÉDECINE

BOULEVARD SAINT-GERMAIN, 120

—

1885

RAPPORT

SUR LES

ESSAIS DE VACCINATION

CHOLÉRIQUE

ENTREPRIS EN ESPAGNE, PAR M. LE DOCTEUR FERRAN

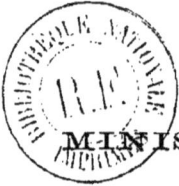

PRÉSENTÉ AU

MINISTRE DU COMMERCE

PAR

MM. P. BROUARDEL, CHARRIN ET ALBARRAN

PARIS

G. MASSON, ÉDITEUR

LIBRAIRE DE L'ACADÉMIE DE MÉDECINE

BOULEVARD SAINT-GERMAIN, 120

1885

BOURLOTON. — Imprimeries réunies, A, rue Mignon, 2, Paris.

RAPPORT

SUR LES

ESSAIS DE VACCINATION
CHOLÉRIQUE

ENTREPRIS EN ESPAGNE, PAR M. LE DOCTEUR FERRAN

PRÉSENTÉ AU

MINISTRE DU COMMERCE

Monsieur le Ministre,

Depuis quelques semaines, l'attention a été vivement éveillée par les tentatives d'inoculation anticholérique faites en Espagne par M. le docteur Ferran. La presse médicale et la presse politique ont reproduit et discuté les renseignements recueillis sur sa méthode, ainsi que les résultats des statistiques publiées. Quelques personnes formulèrent des critiques assez vives, d'autres, au contraire, trouvèrent dans ces tentatives la justification d'un espoir légitime, celui d'appliquer à certaines maladies infectieuses spéciales à l'homme les moyens prophylactiques employés avec tant de succès par M. L. Pasteur contre quelques maladies spéciales à certaines espèces animales, et d'autres communes à l'homme et aux animaux.

Dans le sein du Comité consultatif d'hygiène et à l'Académie de médecine, l'un de nous recueillit parmi ses collègues l'expression de ces sentiments divers. Quelques médecins du Midi avaient écrit à plusieurs d'entre nous, pour demander s'il y avait lieu de se préparer à pratiquer des vaccinations suivant la méthode du docteur Ferran. Une Commission de l'Académie royale de Barcelone avait émis un avis favorable sur la morphologie décrite par M. Ferran, sans se prononcer toutefois sur la valeur préventive des vaccinations, trop peu nombreuses à cette époque. Le mouvement d'opinion se dessinait donc assez nettement en faveur des tentatives de M. le docteur Ferran.

Le 16 juin, la Commission spéciale du choléra du Comité consultatif fut réunie, et à l'unanimité elle reconnut qu'aucun de ses membres n'avait sur les procédés adoptés par M. le docteur Ferran et sur les résultats obtenus, des renseignements suffisants pour décider si ces inoculations pouvaient être autorisées en France ; elle émit également à l'unanimité l'avis qu'il y avait lieu d'envoyer en Espagne une mission scientifique chargée de faire une enquête. L'un des membres, M. L. Pasteur, fit remarquer que dans une question encore aussi obscure que celle de l'inoculation des virus atténués, un jugement à priori serait téméraire, qu'alors même que l'enquête démontrerait que la maladie produite par les inoculations de M. le docteur Ferran ne serait pas un choléra atténué, on ne pourrait encore affirmer sans examen que ces inoculations, quelle que soit la nature du liquide injecté, soient incapables de produire une immunité vis-à-vis du choléra.

Le lendemain, Monsieur le Ministre, j'eus l'honneur de vous adresser un rapport dont je reproduis les passages suivants :

« 17 juin 1885.

» Monsieur le Ministre,

» Depuis quelques mois M. le docteur Ferran fait en Espagne l'essai d'un nouveau mode de préservation du choléra, la vaccination cholérique. Bien des points restent, il est vrai, très obscurs sur la nature du liquide injecté, sur les effets, l'innocuité ou les inconvénients de ces inoculations. Toutefois les statistiques publiées sont jusqu'à ce jour assez favorables.

» Il est possible que le Comité ait à se prononcer sur la valeur de ces inoculations préventives ; et si le choléra envahissait de nouveau la France, l'opinion publique ne nous pardonnerait pas de ne pas être fixés sur l'efficacité ou la non-efficacité de la vaccination cholérique.

» M. Bouley, président de l'Académie des sciences, vous a demandé d'envoyer en Espagne un de ses élèves, M. le docteur Gibier; vous avez immédiatement accordé à notre jeune confrère la mission qu'il sollicitait.

» Mais la responsabilité qui incombe au Comité consultatif d'hygiène et à son président dans les mesures prophylactiques à prendre pour empêcher l'invasion de la France par les maladies exotiques et pour limiter leur extension une fois que le sol est envahi, fait un devoir à celui-ci de juger par lui-même la valeur des mesures dont il devra plus tard vous conseiller l'emploi.

» Si, Monsieur le Ministre, vous partagez cette opinion, j'ai l'honneur, après avoir demandé l'avis du Comité consultatif d'hygiène, de vous prier de vouloir bien charger une Commission composée de trois personnes de se rendre en Espagne et de prendre tous les renseignements sur la nature du liquide vaccinal employé, sur les effets des inoculations, sur leur degré d'efficacité préventive.

» Le président, P. BROUARDEL. »

Par arrêté du même jour vous avez, Monsieur le Ministre, « institué une Commission scientifique à l'effet d'aller étudier en Espagne les essais de vaccination cholérique entrepris par M. le docteur Ferran ».

Vous avez désigné, comme membres de cette Commission, le président du Comité consultatif d'hygiène, M. Roux, préparateur au laboratoire de l'École normale et M. Albarran Joaquin, interne des hôpitaux de Paris. Pour des raisons expliquées plus bas, M. Roux crut devoir renoncer à faire partie de la mission, et fut remplacé par M. le docteur Charrin, chef du laboratoire de pathologie générale à la Faculté de médecine.

Après nous être munis des appareils nécessaires pour accomplir la mission dont nous étions chargés, pour contrôler les expériences de M. Ferran et en instituer de nouvelles si celles-ci nous semblaient utiles, nous partîmes de Paris le 27 juin.

Nous devions, en arrivant à Valence, remettre à M. le docteur Ferran un lettre personnelle de M. Pasteur.

Voici la copie de cette lettre :

Paris, 26 juin 1885.

» Cher docteur,

» Notre ministre du commerce s'est décidé à envoyer une Commission en Espagne, pour suivre vos opérations et en connaître les résultats. Je regrette vivement de ne pouvoir l'accompagner. Vous serez du reste fort satisfait de sa composition. M. le docteur Brouardel, qui la dirige et dont le nom, les travaux et les précieuses qualités d'esprit et de jugement vous sont connus, est accompagné de deux jeunes médecins très distingués et fort au courant des études microbiennes, MM. les docteurs Charrin et Albarran.

» Ce que vous apprécierez surtout, c'est l'esprit de grande impartialité qui les anime. Vous en jugerez aisément si j'ajoute que le docteur Roux, de mon laboratoire, devait tout d'abord faire partie de la mission ; mais il a poussé le scrupule jusqu'à décliner cet honneur, parce qu'il n'a pas voulu qu'on pût dire que dans la Commission il y avait une personne ayant pris parti dans la question du choléra. M. Brouardel s'est rendu aux motifs allégués par M. Roux, motifs exagérés suivant moi ; mais cela seul vous prouvera jusqu'à quel point on est ici désireux d'aller à vous et d'étudier toutes choses sans parti pris.

» Vous recevrez ces Messieurs avec le désir de faire jaillir la vérité aux yeux de tous.

» Pour ma part, voici comment je juge la question.

» Vous êtes en butte à la raillerie des uns, à l'hostilité des autres, à l'engouement d'un grand nombre ; on vous reproche des erreurs commises dans la morphologie du bacille. On dit que vous avez réussi par vos cultures à tuer des animaux facilement, par injection hypodermique, ce qui a été en d'autres mains très difficile, exceptionnel, impossible même. Tout cela à mon sens est de peu d'importance. Déjà on commence à reconnaître que vous avez observé des faits de morphologie qui ont échappé à ceux qui ont étudié le bacille de Koch et à

Koch lui-même. Ce qu'il faut savoir avant tout, c'est si vous prévenez le choléra chez les personnes inoculées.

» Aidez nos savants missionnaires à porter un jugement sûr à ce sujet. Vous pouvez y arriver en leur donnant les moyens de faire eux-mêmes leurs statistiques. Vous pouvez mettre sous leurs yeux les preuves de la non-récidive des effets de vos inoculations soit sur l'homme, soit sur les animaux.

» Toutefois, bien que des statistiques sévères soient désirables, je vous engage vivement, outre les expériences de non-récidive dont je parle, à soumettre vos cultures à l'examen de ces messieurs, et, s'il est possible, d'en adresser quelques-unes à mon laboratoire par l'intermédiaire de nos missionnaires.

» Le docteur Roux est non seulement bon juge en cette matière, mais il a perfectionné la photographie microscopique au point que ses photographies sont d'une grande netteté, même au grossissement de plus de 1500 diamètres.

» Recevez, cher docteur, la nouvelle expression de ma haute considération et des vœux que je forme pour le succès de votre entreprise. Si mystérieuse est encore la question des virus atténués et des vaccinations, que personne n'est autorisé à vous jeter la pierre par idée préconçue et par raisonnement à priori. Les faits seuls doivent être invoqués pour juger votre méthode.

» J'ai la plus grande confiance que nos missionnaires français sauront dégager la vérité avec votre aide bienveillante.

« L. Pasteur. »

I

Dès notre arrivée à Valence, le 30 juin au matin, nous nous sommes rendus chez M. Ferran. Nous lui avons remis la lettre de M. Pasteur; après l'avoir lue, M. Ferran nous a déclaré :

1° Qu'il refusait de faire connaître le procédé qu'il emploie pour obtenir l'atténuation du virus cholérique ;

2° Qu'il autorisait la Commission à examiner *dans son laboratoire,* son liquide vaccinal, mais qu'il s'opposait à ce qu'une seule goutte sortît de ce laboratoire et fût emportée au dehors;

3°. Il proposait à la Commission de recueillir elle-même des matières de déjections cholériques ; d'en faire une culture pure, puis la Commission lui remettrait un ballon ainsi préparé, ce ballon serait placé dans une caisse scellée à la cire. Pendant trois jours cette caisse resterait entre les mains de M. Ferran sans que la Commission pût suivre les diverses opérations. Enfin le ballon serait de nouveau remis à la Commission, puis devant elle et avec ce liquide, des vaccinations seraient pratiquées. (*Rumeurs.*)

Dans la même séance et devant les objections que nous lui avons présentées, M. le docteur Ferran nous fit les réponses suivantes :

« Je tiens à conserver mon secret ; en vous le livrant, je vois ce que je vous donne, je ne vois pas ce que vous donnez en garantie. » (*Murmures.*)

M. Ferran se compara lui-même à un industriel qui aurait trouvé un procédé pour préparer du sulfate de quinine à 25 centimes le kilogramme et qui ne serait pas obligé de divulguer son mode de préparation.

Il nous demanda enfin de proposer à M. le ministre du commerce de France de traiter avec lui des conditions dans lesquelles il pourrait lui livrer son secret. Nous refusâmes naturellement de nous charger d'une semblable commission. Nous étions, lui avons-nous dit, une mission scientifique et non commerciale. (*Très bien !*)

Après cette première entrevue nous nous sommes retirés pour délibérer ; la conversation avait eu lieu en espagnol, deux d'entre nous ne comprenaient pas cette langue, quelques détails pouvaient avoir été mal interprétés.

La délibération fut courte, aucun de nous n'avait d'hésitation, nous ne pouvions accepter les trois propositions de M. Ferran, même en oubliant momentanément ses étranges réponses.

Nous nous trouvions en présence d'un médecin ayant un remède secret et l'exploitant. Mais ce qui nous frappait surtout, c'étaient les caractères exceptionnels de ce remède.

Lorsqu'une personne quelconque préconise un remède secret, on peut croire que son innocuité une fois constatée,

le commerçant ne lui fera pas subir de modification impor-
tante ; le contrôle par l'analyse chimique est d'ailleurs toujours
possible ; ici en est-il de même? Nullement. Ceux d'entre nous
qui sont au courant des difficultés que comporte la préparation
des cultures microbiennes, de la délicatesse des procédés, de
la précision qu'il faut apporter pendant toute la durée des
opérations, savent que pour donner un virus atténué dans une
proportion définie, des expériences nombreuses, des essais
répétés sont nécessaires. Le point capital est d'arriver à savoir
si le liquide est resté virus ou devenu vaccin, et d'obtenir la
constance de l'atténuation. Or, cette constance est si difficile
à réaliser que, pendant les premières années, M. Pasteur lui-
même a eu parfois quelques déceptions. Qui donc nous dira,
si nous ne connaissons pas dans tous ses détails le mode de
préparation du vaccin cholérique de M. Ferran, qu'il sera toujours identique à lui-même? Que jamais il ne subira de modification dans sa constitution?

Ces remarques nous paraissent d'autant plus nécessaires
que, d'après les aveux de M. Ferran, chaque nouvelle provision
de vaccin exige la répétition des manœuvres d'atténuation, que
son virus atténué ne se reproduit pas comme tel et que chaque
fois il faut remonter à la source du virus.

Si ce vaccin n'est pas constant, les modifications ne se ré-
vèleront-elles pas par des accidents? Or, il ne faut pas oublier
qu'ici ce ne sont plus des animaux qui sont inoculés, ce sont
des hommes. Est-il parmi nous un seul médecin, ayant à sa
disposition le vaccin de M. Ferran, ignorant son mode de préparation, ne pouvant juger de sa valeur, qui oserait prendre la
responsabilité de pratiquer ou de conseiller une inoculation
anticholérique? (*Très bien !*)

Nous avions donc à juger la valeur d'un remède secret,
mais si la chimie fournit des moyens de contrôle et d'analyse
pour ces remèdes, pour les vaccins au contraire il n'y a d'autre
moyen d'épreuve que les résultats de l'inoculation elle-même.
Nous ne pouvions accepter, en tant que Commission, de vérifier
ce que M. Ferran nous proposait de nous montrer, tant que
tous les temps de l'opération ne nous seraient pas connus. La
mission avait pour but de décider si les inoculations anticho-

BROUARDEL.   1.

lériques du docteur Ferran pouvaient être autorisées en France. Avant de voir M. Ferran, nous avions arrêté en commun un programme qui peut se résumer en quelques mots : Suivre pas à pas chacune des opérations de M. Ferran, depuis la récolte faite dans les déjections cholériques jusqu'au moment des inoculations; faire toutes les recherches complémentaires et les expériences qui nous sembleraient utiles; puis reproduire nous-mêmes, plusieurs fois, les mêmes opérations, jusqu'à ce que nous soyons arrivés à des résultats identiques et constants.

Nous pensions ne pouvoir soumettre à M. le ministre du commerce, au Comité consultatif et à l'Académie un rapport concluant à l'autorisation en France des inoculations anticholériques par le procédé de M. Ferran, qu'après avoir fait toutes ces épreuves, les avoir soumises à la critique de nos collègues, puis nous aurions prié les corps savants d'émettre un avis définitif.

D'autre part, nous avons pensé qu'aucune des raisons sur lesquelles était basé notre jugement ne devait être plus tard l'objet de contestation de la part de M. le docteur Ferran, nous avons donc décidé de lui communiquer les dépêches et les lettres que nous adressions à M. le ministre du commerce.

Après avoir pris ces résolutions, nous nous sommes de nouveau rendus auprès de M. le docteur Ferran, et, après avoir en vain essayé de le faire revenir sur ses refus antérieurs, nous lui avons lu la déclaration suivante :

« La mission française envoyée par M. le ministre du commerce avait pour but « d'aller étudier en Espagne les essais de vaccination cholérique entrepris par M. le docteur Ferran ».

» La mission estime que, pour connaître la valeur de ces essais, il lui faut la communication sans restriction de tous les procédés employés par M. le docteur Ferran pour obtenir l'atténuation du virus inoculé. Elle ne pourrait assumer la responsabilité de donner son approbation à cette méthode prophylactique s'il reste un point réservé dans les procédés de culture et d'atténuation.

» Si M. le docteur Ferran persiste dans ses réserves, la mission adressera à M. le ministre du commerce français le télégramme suivant :

» Docteur Ferran refuse de faire connaître dans leur intégralité les procédés par lesquels il obtient son liquide vaccinal. Il invoque pour justifier ce refus son intérêt personnel. La question scientifique ne peut donc être résolue.

» Il reste à contrôler les résultats des statistiques (Détails par lettre.)

» Cette dépêche a été communiquée au docteur Ferran. Prière de la faire connaître à M. Pasteur.

» BROUARDEL. »

M. Ferran nous pria d'effacer dans le télégramme la phrase ainsi conçue : « Il invoque pour justifier ce refus son intérêt personnel. » Il nous déclara qu'il tenait à expliquer lui-même les raisons de son refus. Il fut convenu alors que la phrase serait biffée, que le lendemain matin nous lui remettrions une lettre plus explicite pour M. le ministre du commerce et que M. Ferran joindrait sa réponse personnelle à la lettre.

Voici le texte de ces deux lettres :

« 1er juillet 1885.

» Monsieur le Ministre,

» Dans une lettre en date du 17 juin, parlant au nom de la Commission spéciale du choléra, composée de membres du Comité consultatif, j'avais l'honneur de vous écrire :

» Depuis quelques mois, M. le docteur Ferran fait en Espagne l'essai d'un nouveau mode de préservation du choléra : la vaccination cholérique. Bien des points restent, il est vrai, très obscurs sur la nature du liquide injecté, sur les effets, l'innocuité ou les inconvénients de ces inoculations. Toutefois les statistiques publiées jusqu'à ce jour sont assez favorables.

» J'ajoutais que si à une époque quelconque la France devait de nouveau être envahie par e choléra, le devoir du Comité était dès maintenant d'être fixé sur la valeur prophylactique de la vaccination cholérique et d'être préparé à en conseiller ou à en déconseiller l'emploi.

» Par arrêté du même jour, vous avez, Monsieur le Ministre, « institué une Commission scientifique à l'effet d'aller étudier en Espagne les essais de vaccination cholérique entrepris par M. le docteur Ferran, » et vous avez désigné pour faire partie de cette Commission le Président du Comité consultatif d'hygiène, MM. Charrin et Albarran.

» Notre éminent collègue, M. Pasteur, a bien voulu nous donner pour M. Ferran une lettre dans laquelle il a précisé les points sur lesquels devaient plus spécialement porter l'enquête. M. Ferran avait à diverses reprises proclamé son admiration pour les découvertes de M. Pasteur, nous devions donc penser qu'il s'empresserait de fournir à celui qu'il appelait son Maître les moyens de juger la valeur de ses propres travaux.

» Il n'en a pas été ainsi. Dès notre première entrevue, M. Ferran nous a déclaré qu'il tenait à conserver secrète sa méthode d'atténuation du virus cholérique. Il nous a refusé de nous donner quelques centimètres cubes de son liquide vaccinal, pris au moment de la vaccination, pour étudier par nous-mêmes et à loisir les caractères et la nature de ce liquide.

» La mission estime qu'elle ne peut décider quelle est la valeur des inoculations pratiquées par M. Ferran, si elle ne connaît dans tous leurs détails les procédés employés pour la culture et l'atténuation du virus, s'il ne lui est pas possible de reproduire elle-même toutes les études et les expériences sur les animaux qu'il lui semblerait utile d'instituer. Elle ne pourrait donner son approbation à cette méthode et conseiller son adoption, s'il reste des points volontairement réservés et si des temps de la préparation du virus atténué doivent être tenus secrets.

» Nous avons donc déclaré à M. Ferran que son refus mettait un terme à notre mission.

» Nous l'avons prié de nous dire pourquoi il ne voulait pas divulguer les détails d'un procédé qui, suivant lui, met presque sûrement à l'abri de l'épidémie toute personne qui se soumet à l'inoculation ; nous lui avons fait observer que nous ne connaissions pas de cas dans lequel un savant ait ainsi refusé de rendre public un moyen de guérison alors qu'il le met journellement en pratique ; nous lui avons fait remarquer qu'étant donnée la valeur qu'il attribue à son procédé, il ne pourrait, lui et ses aides, suffire à vacciner tout un royaume, et que par suite en ne fournissant pas à ses confrères les moyens d'arrêter une épidémie, il assumait une terrible responsabilité : M. Ferran est resté inébranlable.

» Nous avons vainement cherché à trouver avec lui la formule dans laquelle pouvait se résumer la cause de ce refus. Nous lui avons proposé de lui communiquer cette lettre, comme la dépêche que nous avons eu l'honneur de vous adresser hier; puis M. Ferran ajoutera lui-même les motifs de son refus. En procédant ainsi nous éviterons les discussions ultérieures portant sur les interprétations qui auraient pu être considérées comme nous étant personnelles.

» Veuillez agréer, Monsieur le Ministre, l'assurance de nos sentiments respectueux.

» P. BROUARDEL, CHARRIN, J. ALBARRAN. »

Réponse de M. le docteur FERRAN.

« Valence (Espagne), 2 juillet 1885.

» Monsieur le Ministre du Commerce, Paris.

» Respectable Monsieur,

» En interprétant fidèlement les hauts devoirs que sa situation lui impose, Votre Excellence a nommé une Commission formée des docteurs Brouardel, Charrin et Albarran pour étudier mes inoculations préventives du choléra; confiant en ce que je trouverai en Votre Excellence un accueil bienveillant pour les considérations que je dois lui exposer, je vais lui rendre compte de l'état de mes relations avec la Commission.

» Cette lettre est accompagnée d'une autre des docteurs

Brouardel, Charrin et Albarran, que je juge indispensable d'é-
clairer dans tous ses points essentiels.

» La principale plainte adressée à la haute considération de
Votre Excellence par les docteurs cités est que je me réserve
le secret du procédé d'atténuation du virus cholérique qui sert
pour le convertir en vaccin, et ceci a besoin d'être expliqué,
car si en réalité il y a quelque réserve de ma part, cette réserve est conditionnelle et peut être clairement justifiée. Il
faut bien connaître, Monsieur le Ministre, les conditions de
la vie scientifique en Espagne et celles qui sont particulières
à cette question pour donner leur juste valeur aux causes de
ma résistance.

» Je commence par déclarer croire que ce qui a égard à la
prophylaxie du choléra par ma méthode comprend deux points
de vue parfaitement séparables et séparés : l'un, celui qui vé-
ritablement intéresse l'humanité, est celui des effets de la vaccination cholérique; l'autre a trait au procédé de préparation
du vaccin. Le premier point de vue comprend la connaissance
du liquide-vaccin dans sa composition, la nature et la morphologie du bacille-virgule qu'il contient en culture pure, la constatation des effets physiologiques qu'il produit chez l'homme,
la conviction de l'innocuité des vaccinations et, en dernier lieu,
l'étude de l'immunité qu'elles confèrent ou de leur action prophylactique.

» Le second point de vue est complètement indépendant du
précédent. Dès que chacun peut s'assurer que mon liquide
n'est autre chose qu'une culture pure du microbe du choléra,
préparé d'après le procédé de Pierre Miquel, on a la connaissance la plus parfaite de sa nature; aussi parfaite que celle que
n'importe quel médecin peut avoir de la nature du sulfate de
quinine ou du chlorhydrate de morphine qu'il emploie sans
qu'il sache par quel procédé le fabricant de produits chimiques
a obtenu ces sels. Et ceci a d'autant plus de force que *je ne me
refuse pas à laisser reconnaître, microscopiquement et chimique-
ment, mon liquide de vaccin dans mon laboratoire*, comme l'a fait
la Commission nommée par le gouvernement espagnol pour
inspecter mes travaux, cette Commission ayant dû reconnaître
que mon liquide ne contenait aucun élément étranger à une

culture pure du *koma-bacillus* dans du bouillon. Il y a plus, Monsieur le Ministre, et j'appelle tout particulièrement l'attention de Votre Excellence sur ceci : j'ai invité MM. les docteurs Brouardel, Charrin et Albarran à recueillir eux-mêmes les virgules dans les déjections cholériques, à en faire des cultures dans un bouillon préparé par eux et à me confier ce bouillon dans une boîte scellée à la cire pour que je la convertisse en vaccin qui devrait servir à inoculer des personnes. Ceci connu, ce qui intéresse tout le monde, c'est de savoir si les inoculations pratiquées avec ce vaccin, *obtenu avec les cultures de la Commission*, sont ou ne sont pas inoffensives, et, en dernier lieu, ce qui est encore bien plus intéressant, si, par les statistiques soigneusement relevées, on peut déduire la vérité de leur action prophylactique. Votre Excellence ne croit-elle pas que c'est là ce qui presse le plus, ce qui présente le plus d'importance pour les services humanitaires que mes travaux peuvent rendre ?

» En outre, de la lettre ci-jointe adressée à Votre Excellence, il résulte que, dans le décret signé par Votre Excellence le 17 juin dernier, en instituant la Commission, celle-ci n'avait d'autre mandat que *d'aller en Espagne pour étudier les essais de vaccination cholérique faits par M. le docteur Ferran*, et je crois formellement que ces essais peuvent être étudiés d'une façon sérieuse et utile avec la connaissance de la nature de mes cultures, dont je ne refuse à personne l'examen dans mon laboratoire et avec la constatation de leurs effets.

» Ceci étant donné, comment se fait-il que la digne et illustre Commission ne commence pas ses études de constatation dans le laboratoire et dans les villages infectés, et qu'elle s'obstine à poursuivre avec insistance la connaissance de ce qui constitue ma technique d'atténuation du microbe ? Prétend-on soutenir que cette connaissance est de tout point nécessaire pour déterminer l'action prophylactique du vaccin ? Ah ! Monsieur le Ministre, il faudrait alors nier à tous les médecins la possibilité d'accepter l'efficacité thérapeutique de l'écorce du quinquina, s'ils ne savaient pas comment on en fait la récolte et l'emballage aux Andes.

» MM. les docteurs qui composent la Commission nommée

par Votre Excellence ajoutent, contre mon attitude, qu'*étant
porteurs d'une lettre de M. Pasteur, dans laquelle celui-ci a précisé les points sur lesquels devaient plus spécialement porter leurs
travaux*, ils pensaient que je m'empresserais de donner à celui
que je nomme mon Maître les moyens de juger de la valeur de
mes travaux, et ils ajoutent : « Il n'en a pas été ainsi. »

» Eh bien, qu'est-ce qu'il dit, M. Pasteur, mon Maître vé-
néré, la seule personne de qui j'ai reçu, dans tous mes travaux
et dans toutes mes peines, quelque appui moral, et qui, partant,
est la seule qui ait le droit d'exiger de moi quelque chose?
M. Pasteur dit :

« Ce qu'il faut savoir avant tout, c'est si vous prévenez le
choléra chez les personnes inoculées.

» Aidez nos savants missionnaires à porter un jugement
sûr à ce sujet. Vous pouvez y arriver en leur donnant les
moyens de faire eux-mêmes leurs statistiques.

» Je vous engage vivement, outre les expériences de non-
récidive dont je vous parle, à soumettre vos cultures à l'examen de ces messieurs et, s'il est possible, d'en adresser quelques-unes à mon laboratoire.

» Si mystérieuse est encore la question des virus atténués
et des vaccinations, que personne n'est autorisé à vous jeter
la pierre par idée préconçue et par raisonnement à priori.
Les faits seuls doivent être invoqués pour juger votre
méthode. »

» Votre Excellence voit que l'éminent microbiologiste que je
vénère et respecte, me prie seulement de soumettre mes cultures à l'examen de la Commission, et ceci, je suis non seulement disposé à le faire autant de fois qu'on pourra le désirer,
mais je l'ai déjà fait pour ces docteurs dans mon laboratoire ;
quant aux faits, Votre Excellence le comprendra, ils sont dans
le champ d'observation des villages infestés, où la Commission
peut voir pratiquement si mon vaccin cholérique est ou non
prophylactique. Ce n'est qu'après avoir examiné et constaté
son efficacité, déjà indubitable d'après moi, qu'on pourrait
agiter la question de connaître le procédé que j'ai découvert
pour atténuer les microbes du choléra. *Est-ce qu'on prétend
que je fasse connaître le secret du procédé d'atténuation?* Pour le

faire, il faudrait que je me trouvasse dans des circonstances bien différentes de celles qui m'entourent.

» Peut-être m'objectera-t-on que mon attitude n'est pas tout à fait celle suivie par les hommes de science ; mais je répondrais à ceci que, en dehors de quelques cas semblables, que l'on pourrait trouver, comme tout dans ce monde est relatif, mon silence est en rapport avec les circonstances dans lesquelles je me trouve.

» Quand, après m'être consacré pendant longtemps aux études de microbiologie, la municipalité de Barcelone me nomma, par concours, naturaliste commissionné pour étudier le choléra à Marseille et à Toulon, et que j'eus connaissance des nouvelles formes du bacille-virgule de Koch, de son action pathogène et de son action prophylactique, je m'empressai de le communiquer à la municipalité qui m'avait honoré de sa confiance et au gouvernement de mon pays ; ce dernier, qui devait être intéressé par de hautes raisons d'humanité et d'amour-propre national, me répondit par un silence méprisant. Je n'ai eu aucun appui de sa part. Le choléra ayant fait son apparition dans cette province, j'ai dû tout faire par moi-même, appuyé seulement par mon infatigable collaborateur Pauli, et par un professeur de cette Faculté de médecine, M. le docteur Gimeno. J'ai inoculé plusieurs milliers de personnes, sans obtenir au début aucun bénéfice matériel, et, quand après tous ces travaux et après mes travaux antérieurs, dans lesquels j'avais sacrifié ma tranquillité, ma santé, ma clientèle et mes modestes ressources d'obscur médecin d'arrondissement, quand par l'importance extrême de ma découverte j'étais en droit d'attendre la protection de mon gouvernement, je n'obtins de celui-ci que la défense inqualifiable de poursuivre mes inoculations (levée après le rapport de la Commission officielle venue pour étudier mes travaux), et je suis devenu le but d'une hostilité ministérielle qui a employé contre moi toutes sortes d'armes : conduite d'autant plus invraisemblable que, avant tout ceci, l'Académie royale de médecine de Barcelone avait publié un rapport favorable à mes travaux.

» Je ne me refuse pas absolument et pour toujours à abandonner ma réserve, et si le gouvernement de mon pays eût été

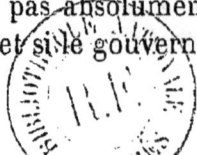

comme celui de l'Allemagne, qui s'empressa de sortir de son obscurité et de récompenser splendidement Robert Koch pour la découverte des spores de la bactéridie charbonneuse, ou s'il eût imité celui de la France, toujours prêt à protéger ce qui est utile en tendant sa main généreuse à tout ce qui est grand, ma méthode ne serait dans le brouillard pour personne, et personne non plus n'aurait le droit de se plaindre de mes réserves, car alors j'aurais des garanties pour m'assurer la légitime jouissance de ma découverte, étant donné que, et il le faut reconnaître, Monsieur le Ministre, toute la gloire du monde ne suffirait pas, dans le cas si possible de ma mort, à sortir mes enfants de la pauvreté !

» En résumé, Monsieur le Ministre, je désire faire constater que je ne résiste pas à l'examen de mes liquides de culture et à tous les travaux d'inoculation et de statistique que la digne Commission nommée par Votre Excellence voudra faire; que je crois avoir correctement répondu à l'esprit et à la lettre du décret du 17 juin dernier, par lequel la Commission a été instituée, et, en dernier lieu, que je suis disposé à accomplir les recommandations et à exécuter les prières que M. Pasteur me fait concrètement dans la lettre invoquée par les docteurs Brouardel, Charrin et Albarran.

» Daignez agréer, Monsieur le Ministre, l'expression de mes sentiments les plus respectueux.

» (*Signé*) : JAIME FERRAN. »

Nous ne discuterons pas longuement cette réponse, nous ferons seulement remarquer que M. Ferran persiste à refuser de donner communication des moyens par lesquels il obtient l'atténuation du virus cholérique, qu'il refuse également de laisser examiner son liquide d'inoculation en dehors de son laboratoire. Quant aux motifs invoqués pour justifier sa conduite, quelque atténuée qu'en soit l'expression, elle contient en germe ceux qu'il avait allégués dans notre première entrevue.

II

Nous ne pouvions dans ces conditions, porter un jugement définitif sur le procédé préconisé par M. le docteur Ferran. Notre mission officielle ne pouvait donner le résultat désiré. Mais nous avons pensé que notre devoir était de recueillir le plus de renseignements possibles, pour avoir une opinion sur la valeur probable des procédés employés et sur le résultat des inoculations anticholériques.

Nous avons donc dit à M. le docteur Ferran que, bien que notre mission fût terminée, nous désirions qu'il nous montrât, à titre de simples confrères, ce qu'il jugerait bon de mettre sous nos yeux. Il nous conduisit alors dans son laboratoire.

Nous y avons rencontré ses collaborateurs, dont les principaux sont : MM. Pauli, ingénieur, Pasqual, avocat, un professeur d'accouchements et un jeune médecin. Voici la liste des appareils qu'on trouve dans ce laboratoire : Deux microscopes dépourvus l'un et l'autre d'éclairage spécial ; un objectif n° 5 [ancien nachet] qui, combiné à un oculaire n° 3, donne le plus fort grossissement dont puisse disposer M. Ferran ; une étuve constituée par une caisse en bois rectangulaire, au centre de laquelle brûle un bec de gaz baissé, cette étuve est privée de tout régulateur. M. Ferran, répondant à nos questions, nous a du reste déclaré ne posséder aucun instrument capable de régler la température. Le laboratoire que nous avons visité, manque de toutes les matières colorantes habituelles ; M. Ferran, qui décrit au point de vue morphologique des choses si extraordinaires, dédaigne les colorations, dont cependant tous les microbiologistes sans exception reconnaissent l'utilité. Si nous ajoutons à ce qui précède l'énumération d'un certain nombre de becs de gaz, de toiles métalliques, de matras, de quelques litres de bouillon de veau, dont certains échantillons nous ont paru bien stérilisés, nous aurons, croyons-nous, donné une idée exacte de l'outillage scientifique du laboratoire du médecin de Tortose.

M. Ferran a bien voulu nous montrer quelques préparations. La première, faite à l'aide d'une goutte puisée dans une culture, contenait un nombre fort restreint de spirilles de longueur

variable dont il nous serait difficile de préciser les caractères,
vu le peu de perfectionnement des modes d'examen. Sur le
trajet et aux extrémités des spirilles existaient un certain nombre
de points sphériques que M. Ferran nous a dit être de magni-
fiques exemples de spores endogènes; une des spirilles était
uniformément bosselée, il a prétendu que cet aspect tenait à la
quantité de spores qu'elle renfermait. Dans une deuxième préparation, nous avons pu reconnaître l'existence d'un certain
nombre d'organismes mobiles, se rapprochant plus ou moins
du bacille-virgule.

Le liquide vaccinal est jaune, louche, très trouble et rappelle l'aspect de vieilles cultures. M. Ferran nous a permis
d'examiner une préparation obtenue à l'aide d'une goutte puisée dans le liquide qu'il nous a dit être son vaccin. Nous y
avons vu de nombreux points arrondis, quelques bacilles res-
semblant plus ou moins au bacille-virgule, et enfin de petits
bâtonnets rectilignes. Les microbiologistes connaissent bien
ces éléments arrondis que l'on rencontre aux extrémités ou
sur le trajet de certains bacilles. Nous avons demandé à M. Ferran pourquoi il les considérait comme des spores; il nous a répondu, sans fournir une seule préparation justificative, que
ces points passaient par des grossissements successifs, arri-
vaient à former les corps muriformes, desquels s'échappait un
jet de protoplasma constituant les spirilles. Quand la torsion
des spirilles est peu marquée, leur segmentation, d'après
M. Ferran, donne naissance à des bacilles droits.

Tous ces examens ont été faits avec un éclairage médiocre,
un grossissement de 700 à 800 diamètres, alors que des grossissements de 1000 à 1400 diamètres sont ceux que l'on emploie
aujourd'hui habituellement quand on veut étudier la morphologie des microbes. De plus, nous le répétons, toute coloration
faisait absolument défaut.

Comme M. Ferran ne pouvait pas nous montrer les phases
diverses de la morphologie qu'il avait décrites, phases que tout
le monde pouvait suivant lui reproduire facilement, nous l'a-
vons prié de nous retracer théoriquement les évolutions mul-
tiples du bacille-virgule, telles qu'il les comprend. Nous avons
reconnu, à la suite de son aveu personnel, qu'il avait modifié

ses opinions, et qu'il n'attribuait plus à l'oogone, à l'oosphère et au polinide le rôle qu'il leur avait assigné dans un mémoire primitif (1). Il nous a même alors exposé l'état sous lequel il

(1) Nous avons prié M. Guignard, professeur de botanique à la Faculté des sciences de Lyon, de nous donner son avis sur la valeur de la description morphologique de M. Ferran. Nous joignons cette critique à notre rapport.

NOTE sur la morphologie du microbe de M. Ferran, par M. GUIGNARD, professeur de botanique à la Faculté des sciences de Lyon.

L'évolution du microbe décrit par le docteur Ferran est telle qu'elle ne répond à rien de connu jusqu'à ce jour dans l'histoire des organismes inférieurs, qu'il s'agisse des schizomycètes ou des champignons beaucoup plus élevés relativement en organisation, qu'on appelle Péronosporées, et parmi lesquels le médecin espagnol range son microbe.

On remarquera d'abord que cet organisme serait doué d'un étrange polymorphisme, puisque, à côté de l'abondante multiplication par scissiparité offerte par les microbes, il présenterait les caractères de la reproduction sexuée. Personne, même parmi les naturalistes qui admettent comme démontré, ce qui ne l'est pas encore, que toutes les formes de schizomycètes sont reliées entre elles par des phases de transition et dépendent des milieux dans lesquels on les cultive, n'a jamais supposé qu'une de ces formes, autrement dit qu'un microbe quelconque, pût à un moment donné revêtir les caractères morphologiques et évolutifs d'un *Peronospora* ou d'un champignon analogue.

Les Péronosporées vivent en parasites dans les tissus des plantes phanérogames. On ne peut parler d'elles, au point de vue qui nous occupe, sans citer des organismes très voisins, qu'on appelle *Saprolégniées*, qui n'en diffèrent guère que par leur vie aquatique sur des corps végétaux et animaux en voie de décomposition. Les uns et les autres ont un corps végétatif (thalle ou mycélium) formé d'une cellule dont les dimensions, comparées à un microbe quelconque, sont énormes, car beaucoup sont visibles à l'œil nu. Cette cellule se ramifie indéfiniment et étend ses branches dans le milieu nutritif ; son protoplasma contient de nombreux petits noyaux.

Puisqu'il faut comparer à ces champignons le prétendu *Peronospora Ferrani*, je dois indiquer très brièvement leur développement. Ils possèdent deux modes de reproduction. Supposons qu'il s'agisse d'un *Peronospora* proprement dit, vivant en parasite dans le corps d'un végétal.

1. Le premier mode de reproduction, qui n'est à proprement parler qu'une multiplication, consiste dans la formation de spores. Le corps du parasite émet dans l'air extérieur des branches qui se ramifient et dont chaque ramuscule se termine par une spore. La germination de la spore est différente suivant les milieux : il suffira de dire ici que, tantôt elle fournit directement un filament qui se ramifie aussitôt, tantôt elle divise d'abord dans l'eau son contenu protoplasmique en un petit nombre de nouvelles spores mobiles, ou zoospores

croit que le bacille-virgule se présente dans les eaux ou dans le sol, et cela sans qu'il l'ait jamais constaté.

Nous avons également demandé à M. Ferran pourquoi il ne pouvait nous faire voir les formes si spéciales que seul il a décrites. Il nous a répondu qu'il n'avait conservé aucune préparation, qu'il ne possédait en ce moment aucune culture pou-

pourvues de deux cils vibratiles, qui, à un moment donné, s'allongent en filaments et se ramifient pour reproduire le *Peronospora*.

2. Le second mode de reproduction est une véritable fécondation. L'organe femelle se développe de la façon suivante : Vers la fin de la végétation, généralement après que le champignon s'est multiplié pendant un certain temps par spores, et quand le milieu nutritif commence à s'épuiser, certaines branches du thalle se renflent en sphère à leur extrémité, qui se séparent du filament par une cloison transversale et devient un *oogone*. Le protoplasma se condense pour former au centre de l'oogone une petite masse appelée *oosphère*, autour de laquelle persiste une faible portion du contenu primitif, plus claire et finement granuleuse, qu'on appelle *périplasma*. Dans des genres très voisins des *Peronospora*, plusieurs oosphères peuvent se former à l'intérieur du même oogone.

L'organe mâle consiste dans un rameau qui naît dans le voisinage de l'oogone, et dont l'extrémité un peu renflée, toujours moins volumineuse que l'oogone, se sépare du reste du rameau par une cloison. Cette extrémité forme le *pollinide*, qui, sans se détacher du rameau qui le porte, vient s'appliquer contre l'oogone. Alors, il pousse à travers la membrane de l'oogone un fin ramuscule, qui traverse le périplasme, atteint l'oosphère et y déverse une portion de son protoplasma qui la féconde.

La petite masse fécondée s'entoure d'une membrane de cellulose, qui s'épaissit, se différencie même en deux couches; puis elle passe à l'état de vie latente pour ne germer qu'après un certain temps (souvent plusieurs mois) et reproduire à la germination, tantôt directement le corps ramifié du champignon, tantôt un amas de spores mobiles ou zoospores ciliées qui germeront à leur tour.

Tel est, dans ses traits essentiels, le développement des Péronosporées. Si on lui compare les faits observés par le docteur Ferran, on voit de suite ce qu'il y a d'invraisemblable dans l'évolution d'un organisme qui, partant de la forme bacille, traverserait les phases indiquées par l'auteur pour revêtir finalement les caractères sexués d'un *Peronospora*, et seulement ces derniers.

Et d'abord, parmi les auteurs (Koch, van Ermengem, Cornil, etc.) qui ont le plus étudié le bacille-virgule dans des cultures pures (ce qui n'est sûrement pas le cas du médecin espagnol) et dans des milieux variés, aucun n'a jamais rien vu de pareil. On ne connaît que des formes partant d'une cellule arrondie ou ovoïde, passant par un bâtonnet courbé, qui se divise par scissiparité et qui aboutit à des filaments ondulés dont la forme se rapproche d'un *Spirillum*.

vant faire apprécier ces détails de morphologie, mais que si nous voulions attendre cinq ou six jours, il pourrait nous montrer des corps mûriformes. D'autres, plus heureux que nous, ont pu voir ces corps mûriformes, interprétés par quelques médecins de Barcelone dans le sens de M. Ferran, considérés par M. Mendoza, de Madrid, comme de simples cristaux.

On n'a pas constaté jusqu'ici l'existence de spores. Rien de semblable, à aucun moment, dans la multiplication du corps végétatif d'une Péronosporée.

M. Ferran a vu se former à l'extrémité ou sur le trajet des filaments de ses cultures, des corps vésiculeux possédant une teinte verdâtre qu'il regarde comme étant due à de la chlorophylle ! Ce sont ses prétendus oogones. Mais un oogone de champignon n'a jamais de chlorophylle ; ce qu'il prend pour un organe femelle n'en offre d'ailleurs les caractères ni quant au développement, ni quant à la morphologie. Il suffit, pour s'en convaincre, de lire ses descriptions. On remarquera que M. Ferran ajoute à ses liquides de culture, qu'il suppose appauvris par la production des oogones, de la bile de porc avec tous les éléments figurés qu'elle renferme (globules rouges et blancs, etc.).

Les mêmes critiques s'adressent à son *pollinide*. Il ne suffit pas d'une petite sphère ou d'un filament plus ou moins courbé et situé dans le voisinage d'une grosse vésicule arrondie pour constituer un organe mâle. Nous avons vu plus haut qu'un pollinide est une cellule parfaitement différenciée, séparée de la branche qui l'a produite par une cloison, et qui pousse un tube court jusqu'à l'oosphère contenue dans l'oogone. M. Ferran oublie de nous renseigner sur les rapports de ses prétendus organes mâle et femelle. Prétendrait-il que la fécondation a lieu dans le milieu ambiant, après la rupture de l'oogone et du pollinide ?

Dans les Péronosporées, l'oosphère fécondée ou œuf s'entoure d'une membrane très nette ; elle reste un temps plus ou moins long à l'état de repos et ne met pas de suite en liberté des *granulations qui s'éparpillent dans le liquide*, comme le dit M. Ferran. Selon les observations de l'auteur, un certain nombre de ces granulations se changent en corps mûriformes, qui, à un moment donné, projettent *avec force* un ou même deux filaments longs et délicats, de couleur vert clair. Ces filaments grêles deviendront flexueux et présenteront ensuite des spores très serrées ; finalement, ils donneraient par segmentation les formes de bacilles décrites par Koch. Là encore, rien de comparable à ce qu'on connaît de l'évolution des microbes ou d'un champignon plus élevé.

En restant sur le terrain de la morphologie et du développement, on pourrait encore facilement se livrer à des critiques que la présente note ne comporte pas. Il est évident que M. Ferran a eu sous les yeux des organismes ou des éléments tout à fait disparates, sans relations fixes les uns avec les autres, observés à l'aide de procédés techniques défectueux, et qu'on ne peut rapporter à aucun type connu en histoire naturelle.

GUIGNARD.

En somme, relativement à la morphologie, nous n'avons obtenu que des promesses incomplètes : tout ce que nous avons pu voir par nous-mêmes n'était pas nouveau, et tout ce qui était nouveau dans la description de M. Ferran, nous ne l'avons pas vu.

Nous avons abordé le côté expérimental de la question : comme pour la morphologie, on nous a dit que nous n'avions qu'à le reproduire nous-mêmes. Au moment où nous nous trouvions dans le laboratoire, il n'y avait ni animaux en expérience, ni animaux prêts pour l'expérimentation. A nos observations, M. Ferran a répondu qu'ayant terminé la partie scientifique de son œuvre, il ne s'occupait plus que du côté pratique, à savoir, la vaccination. Questionné sur les symptômes que présentaient les animaux, il a ajouté qu'après les inoculations sous-cutanées d'un minimum de 2 centimètres cubes, les cobayes mouraient en quelques heures en présentant de l'hypothermie et des frissonnements, sans diarrhée ni vomissements. Aucun signe ne pouvait rappeler le choléra, les signes indiqués ci-dessus étant, comme le savent bien les expérimentateurs, communs à beaucoup de septicémies. Dans le sang de ces cobayes, suivant les paroles de M. Ferran, on peut constater un grand nombre d'éléments arrondis, qu'il considère comme des micrococcus ; mais on n'y voit ni spirilles ni bacilles-virgules. Si cependant on se reporte aux expériences de la Commission de l'Académie de Barcelone, publiées dans le n° 6, VIII° volume de la *Gazette médicale catalane*, on voit que le sang des cobayes fourmille de spirilles, de virgules et de plusieurs autres corps mal déterminés. De plus, M. Ferran, d'après sa première communication, avait pu reconnaître dans le sang des cobayes des corps mûriformes, opinion déjà abandonnée par lui lors du rapport de l'Académie de Barcelone.

En somme, on peut donc constater, au point de vue expérimental, de nombreuses variations, comme on en a constaté au point de vue morphologique, dans les opinions du docteur Ferran.

Passant à l'étude du vaccin, nous avons reconnu une fois de

plus que M. Ferran se refusait à nous indiquer son procédé d'atténuation, qu'il se refusait également à nous laisser emporter une certaine quantité de vaccin pour le soumettre à nos moyens personnels de contrôle, exigeant que ce contrôle ait lieu dans son laboratoire.

Il n'a pas voulu exposer les motifs qui, à notre grand étonnement, le faisaient agir de la sorte. Pourtant M. Ferran, qui ne veut pas céder la moindre parcelle de son liquide vaccinal, pourrait d'après ses aveux en fabriquer 2 mètres cubes par jour.

Le mercredi 1er juillet, il a vacciné devant nous les religieuses de l'hospice des Petites-Sœurs des pauvres. Voici comment il a procédé : il a transporté son liquide vaccinal dans un matras modèle Ferran, dont la fermeture laissait à désirer, et dont le contenu, pendant le trajet en voiture, avait à plusieurs reprises fortement imprégné l'ouate et le caoutchouc obturant le matras. Arrivé à l'hospice, M. Ferran a versé son vaccin dans une tasse non flambée, fournie par une religieuse. Il a puisé dans cette tasse, remplissant rapidement à chaque fois une seringue d'un centimètre cube, munie d'une forte et large canule, les canules capillaires habituelles se brisant selon lui, trop facilement. Il a injecté par piqûre de bas en haut le contenu de la seringue dans la partie postéro-externe du bras, sans prendre la précaution d'expulser l'air introduit dans la seringue en même temps que le liquide aspiré, ni de flamber la canule. Chaque personne recevait un centimètre cube à chaque bras. M. Ferran nous a dit qu'en une minute il vaccinait quatre individus, soit huit injections. Les personnes ainsi inoculées présentent dans les vingt-quatre ou quarante-huit heures qui suivent, des phénomènes de malaise mal déterminés, de la courbature, quelques variations thermiques; on ne constate ni vomissements, ni diarrhée. Pas plus que pour les animaux, on n'a là un tableau symptomatique se rapprochant du choléra. Dans le sang des personnes vaccinées, on ne découvre ni spirilles ni virgules. Dans les déjections il n'y a pas de bacilles-virgules. Enfin nous ajouterons que la Commission de Madrid considère ces inoculations comme inoffensives. Nous

avons pu reconnaître par nous-mêmes que les personnes inoculées ne présentaient pas le lendemain d'accidents généraux
graves.

III

Avant de procéder à l'examen des résultats statistiques, nous
avons visité des cholériques au couvent des Petites-Sœurs des
pauvres, où des inoculations avaient été pratiquées la veille,
à l'hôpital temporaire des cholériques où nous ont menés
M. l'alcade de Valence et M. le docteur Gomez, professeur
d'hygiène à l'Université de Valence. Nous avons fait une au-
topsie et constaté que les lésions étaient bien celles du choléra.

Nous avons demandé à M. le docteur Ferran de nous indiquer dans quels villes et villages il avait pratiqué des inoculations et quels étaient ceux que nous devions plus particulièrement visiter. Sur ses indications nous nous sommes rendus à
Alcira, ville située à 37 kilomètres sud-ouest de Valence ; à
Carcagente, ville située à 7 kilomètres sud-ouest d'Alcira ;
Alberique, à 6 kilomètres ouest d'Alcira ; Algemesi, 5 kilomètres nord d'Alcira.

Les statistiques prises telles qu'on les publie ne semblent
pas défavorables à la pratique des vaccinations anticholériques.
Mais avant de vous en lire les chiffres, quelques remarques
sont nécessaires. Les renseignements que nous allons donner
nous ont été fournis par les alcades des villes et les gouver-
neurs des provinces, qui se sont mis à notre disposition avec
un empressement et une bienveillance dont nous sommes heureux de les remercier publiquement.

Tous nous ont déclaré qu'au point de vue du recensement de
la population, aucune statistique sérieuse n'existe en Espagne.
Certains impôts analogues à nos droits d'octroi subissent une
augmentation très notable à mesure que s'accroît le nombre des
habitants. Aussi le chiffre du recensement officiel est-il toujours très inférieur à la réalité. Exemple : pour Alcira le chiffre
officiel est de 16 000, le chiffre réel serait de 20 à 23 000 habi-

tants, pour Algemesi le chiffre officiel est 7856, le chiffre réel serait de 10500 environ.

Ces renseignements sont confirmés par le docteur Gordillo Lozano qui, dans une brochure sur la mortalité à Madrid, parue en 1885, dit (p. 170) : « Une des principales raisons qui font que la mortalité à Madrid paraît exagérée, comparativement à celle des autres capitales, c'est que le recensement officiel des habitants est inférieur de 200000 à la vérité. » Or le chiffre du dénombrement officiel n'atteint pas 400000. Il s'agit donc d'une erreur d'un tiers, et elle porte sur la statistique de la capitale.

Il ne semble pas que le relevé du nombre des décès dus au choléra soit plus exact. Lorsque nous nous rendions à Alcira, nous nous sommes trouvés dans le même wagon que le colonel du 47e de ligne (régiment de Tétuan) et deux des officiers de son régiment. Ces messieurs ignoraient quels étaient leurs compagnons de route, et si parmi nous se trouvait quelqu'un comprenant la langue espagnole. Le colonel est le commandant du cordon sanitaire qui entoure la province de Valence, il a raconté devant nous à ses officiers qu'il venait d'infliger à un des alcades de village de la circonscription, une amende de 125 francs pour le fait suivant. Il se défiait des déclarations de cet alcade au sujet de la mortalité de ses administrés par le choléra. Le soir (en Espagne les enterrements se font la nuit en temps d'épidémie) il posta deux de ses hommes près du cimetière avec ordre de compter le nombre des morts. Le lendemain ils déclarèrent au colonel qu'il y avait eu la nuit sept inhumations. Le colonel se rendit chez l'alcade, qui lui déclara qu'il n'y avait eu que deux inhumations. Ici l'erreur sur le nombre des décès est du simple au triple.

Le même jour nous sommes allés à Carcagente ; l'alcade nous reçut en présence de quelques-uns des membres de la municipalité et de deux confrères, MM. les docteurs Martinez et Costa ; il nous déclara sur notre demande que, bien qu'il y ait à Carcagente dix ou douze décès cholériques par jour, on n'en déclarait pas plus de trois, craignant que la ville ne soit considérée comme infectée, et par suite pourvue d'un cordon sanitaire.

L'écart est également excessif et personne ne peut dire quels décès on déclare, quels sont ceux que l'on dissimule, si ces erreurs portent de préférence sur les inoculés ou les non inoculés.

Avant de juger la valeur des statistiques publiées, il faut donc reconnaître que nous ignorons le chiffre vrai de la population et celui des morts, et que l'écart entre les déclarations officielles et la réalité est tel qu'une déduction sérieuse est impossible. Ces causes de suspicion pèsent sur toutes les statistiques mortuaires espagnoles, mais il en est deux autres qui sont spéciales aux statistiques de M. Ferran.

La première est celle-ci : les statistiques des inoculations cholériques et des réinoculations se trouvent exclusivement entre les mains des partisans de M. le docteur Ferran. Je m'empresse de dire que ceci n'est peut-être pas sa faute, car à un moment le gouvernement espagnol avait défendu la pratique des inoculations. Celles-ci ont continué plus ou moins clandestinement, mais les autorités ont été dessaisies et tout contrôle a fait défaut. Il semble toutefois que M. Ferran, pour des raisons quelconques, ne désire pas communiquer ses tableaux statistiques aux autorités gouvernementales, car M. le gouverneur de la province de Valence nous a dit devant l'alcade de cette ville, que le délégué du gouvernement aux statistiques ayant demandé les noms des personnes inoculées, on avait refusé de les lui donner et qu'il se proposait d'adresser lui-même une nouvelle demande à M. Ferran.

Enfin, si, comme nous l'a dit M. Ferran au début, les vaccinations étaient gratuites, il faut reconnaître qu'aujourd'hui un très grand nombre, je n'oserai dire, n'ayant pas de chiffres officiels, le plus grand nombre, est payant. Les prix varient de 5 francs à 12 fr. 50. Beaucoup des partisans de la vaccination arrivent à Valence des environs, la maison vaccinale est toujours pleine et est organisée comme personnel de façon que les opérations s'exécutent rapidement. Or nous savons que ce sont surtout les populations pauvres qui payent un lourd tribut aux épidémies cholériques. Cinq ou dix francs, plus les frais de déplacement, représentent une somme bien supérieure à la valeur monétaire qui, en France, correspond à ce chiffre. Il y a donc par le fait des vaccinations payantes une sélection naturelle qui augmente le nombre des personnes aisées vaccinées et fausse les résultats bruts de la statistique.

Il est facile après ces remarques de comprendre quelle est la valeur des statistiques publiées. Nous croyons cependant devoir reproduire les chiffres qui nous ont été remis; chacun jugera.

Alcira. — Les renseignements nous ont été fournis par M. le docteur Estruch, un des plus ardents partisans de M. le docteur Ferran. Le tableau détaillé qu'il nous avait promis n'était pas arrivé au moment de notre départ. Nous publions donc les notes qu'il nous a communiquées pendant notre visite à Alcira.

ALCIRA.

POPULATION		NON INOCULÉS			INOCULATIONS		RÉINOCULATIONS	
			Inva-sions	Morts	Inva-sions	Morts	Inva-sions	Morts
Officielle 16 000	Minimum 5 500		430 (1)		10 500	37	7	35	6 (2)
Probable 23 000	Maximum 12 500		374	169				

ALBÉRIQUE.

POPULATION		NON INOCULÉS			INOCULATIONS		RÉINOCULATIONS	
			Inva-sions	Morts	Inva-sions	Morts	Inva-sions	Morts
Officielle 5000	Minimum 4000		192 (3)	73	938	10	2	Nombreuses	3 en traitem.

Ces renseignements nous ont été fournis officieusement à la mairie. Ils sont extraits des bulletins mortuaires dressés par les médecins. Quand un des décédés été avait inoculé, mention du fait est écrite sur le dos du bulletin. L'écriture n'est pas la même que celle de ce bulletin, et la note ne porte pas de signature. Les médecins d'Albérique ont affirmé, nous a-t-on dit, la véracité de la statistique publiée dans les journaux de Valence.

(1) Le chiffre de 430 doit être réduit de 56, ces personnes étant tombées malades avant les inoculations. L'épidémie a débuté en avril, les premières vaccinations ont été pratiquées en mai.
(2) Une des personnes inoculées est morte à Carcagente.
(3) Nous ignorons combien sont tombés malades avant les inoculations.

ALGEMESI.

POPULATION		NON INOCULÉS	Inva-sions	Morts	INOCULATIONS Inva-sions	Morts	RÉINOCULATIONS Inva-sions	Morts
Officielle 7856	Officielle 6600		484	208	1202	24	5 623	1	1
Probable 10500	Probable 9300							

M. le maire d'Algemesi nous écrit que cette statistique est conforme aux données fournies par les médecins de la ville. L'une des cinq personnes vaccinées et mortes aurait été atteinte de la maladie trois jours seulement après la vaccination. M. l'alcade nous a dit encore que dans une famille composée de dix individus, tous furent vaccinés, moins un qui mourut du choléra ; il n'a pu nous renseigner sur l'état de santé antérieur de cette personne.

A *Carcagente*, on n'a pas pu nous donner le chiffre des ma-lades. On nous a dit que sur cent soixante-cinq inoculés aucun n'avait été atteint. Mais une femme réinoculée, qui servait à Alcira, chez M. Pelayo, est morte à Carcagente d'un choléra foudroyant. Dans une famille composée de cinq personnes, trois se firent vacciner, les deux autres auraient succombé au choléra. Ces deux personnes étaient phtisiques et leur état de santé les avait empêchées de se faire vacciner.

Les statistiques connues ne sont pas encore nombreuses et on peut se demander si celles qui sont défavorables à la doc-trine sont publiées. Ainsi, chez M. le gouverneur de Valence, il nous a été affirmé qu'à Masanasa 67 pour 100 des vaccinés avaient été atteints du choléra. Cette statistique devait, nous a-t-on dit, paraître dans un journal de Valence le 3 ou 4 juillet. En lisant ce tableau un fait nous frappe, c'est le nombre des réinoculés atteints et morts. Dans la doctrine de M. Ferran, ceux qui sont inoculés une première fois ne possèdent qu'une immunité relative, ceux qui sont réinoculés possèdent une immunité presque absolue. Or dans ces tableaux statistiques nous trouvons 39 cas d'invasion chez les réinoculés et 7 décès. La doctrine semble donc en défaut, et même pour les réino-culés l'immunité ne serait que relative et non absolue.

IV

En résumé : le contrôle scientifique de la valeur des procédés employés par M. le docteur Ferran pour obtenir l'atténuation du virus cholérique et l'étude complète du vaccin qu'il inocule sont rendus impossibles par son refus. Les opinions de M. Ferran sur la morphologie du bacille et sur l'étude du sang des animaux vaccinés ont subi de nombreuses variations. L'outillage scientifique de son laboratoire est loin de répondre aux nécessités et aux difficultés des études microbiennes ; les piqûres vaccinales pratiquées chez l'homme ou les animaux ne développent aucun symptôme qui rappelle une forme quelconque du choléra atténué ; il est vrai que ces inoculations sur l'homme paraissent inoffensives ; les statistiques mortuaires espagnoles possèdent toutes deux défauts qui les vicient absolument : on ignore le chiffre réel de la population, on dissimule le nombre des décès dus au choléra. Pour des raisons spéciales, celles que publient les partisans de M. le docteur Ferran sont encore plus suspectes. En tout cas la réinoculation cholérique ne met pas sûrement à l'abri de l'invasion. Aucun des arguments invoqués en faveur de cette doctrine ne résiste à la critique ; la preuve de la valeur prophylactique des inoculations anticholériques pratiquées par M. Ferran n'est donc pas faite.

Il ne faudrait pas que les erreurs d'un des plus bruyants partisans des théories microbiennes atteignît la doctrine elle-même. Il ne suffit pas d'un imprudent pour compromettre son avenir. Nous sommes convaincus que la découverte de l'atténuation des virus est et demeurera une des formes les plus brillantes du progrès médical à la fin de ce siècle ; mais pour ne pas laisser encombrer la science de conceptions mal venues, il faut se défier de l'engouement des uns plus encore que des résistances des autres.

Quand on se trouve en présence de quelqu'un qui veut passer de la théorie à la pratique et faire l'application prophylactique des inoculations aux maladies humaines, il faut, avant d'accepter ses propositions, faire subir à sa méthode, à ses procédés les plus rigoureuses épreuves. Jenner a hésité neuf ans avant d'oser inoculer James Phipps, le 14 mai 1796. Nous avons tous été témoins des longues hésitations et du labeur incessant de M. Pasteur avant qu'il ait osé affirmer la valeur de ces atténuations de virus, et cependant il pouvait opérer sur des animaux et renouveler sans cesse les expériences. Pour entreprendre de pareils travaux, il faut que l'honnêteté complète, absolue de l'homme ne puisse être discutée, et ici l'honnêteté est plus rigoureuse qu'en toute autre occasion : elle consiste à ne rien ignorer de ce qui peut compromettre la vie de son semblable, à posséder une instruction technique complète, à ne rien avancer sans l'avoir soumis au contrôle de tous. Plus les problèmes touchent de près à la vie humaine, plus la méthode scientifique doit être parfaite, plus le savant doit être armé.

M. Ferran me semble n'avoir pas compris l'importance de ces vérités, et avoir abandonné le terrain des expérimentations et des études scientifiques pour entrer trop tôt dans ce qu'il appelle « la pratique ».

Veuillez agréer, Monsieur le Ministre, l'assurance de nos sentiments les plus respectueux.

P. BROUARDEL, CHARRIN, J. ALBARRAN.

Paris, 5 juillet 1885.

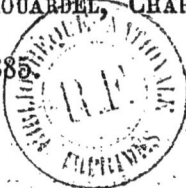

BOURLOTON. — Imprimeries réunies, A, rue Mignon, 2, Paris.

BOURLOTON. — Imprimeries réunies, A, rue Mignon, 2, Paris.

www.ingramcontent.com/pod-product-compliance
Lightning Source LLC
Chambersburg PA
CBHW060510210326
41520CB00015B/4180